DIESES WOCHENPLANER GEHÖRT

_____

_____

_____

WOCHENPLAN

KW:

WOCHENZIEL:

WOCHENAUFGABEN:

MONTAG

DIENSTAG

MITTWOCH

NICHT VERGESSEN:

DONNERSTAG

FREITAG

NÄCHSTE WOCHE:

SAMSTAG

SONNTAG

WOCHENPLAN

KW:

WOCHENZIEL:

WOCHENAUFGABEN:

MONTAG

DIENSTAG

MITTWOCH

NICHT VERGESSEN:

DONNERSTAG

FREITAG

NÄCHSTE WOCHE:

SAMSTAG

SONNTAG

WOCHENPLAN

KW:

WOCHENZIEL:

WOCHENAUFGABEN:

MONTAG

DIENSTAG

MITTWOCH

NICHT VERGESSEN:

DONNERSTAG

FREITAG

NÄCHSTE WOCHE:

SAMSTAG

SONNTAG

WOCHENPLAN

KW:

WOCHENZIEL:

WOCHENAUFGABEN:

MONTAG

DIENSTAG

MITTWOCH

NICHT VERGESSEN:

DONNERSTAG

FREITAG

NÄCHSTE WOCHE:

SAMSTAG

SONNTAG

WOCHENPLAN

KW:

WOCHENZIEL:

WOCHENAUFGABEN:

MONTAG

DIENSTAG

MITTWOCH

NICHT VERGESSEN:

DONNERSTAG

FREITAG

NÄCHSTE WOCHE:

SAMSTAG

SONNTAG

WOCHENPLAN

KW:

WOCHENZIEL:

WOCHENAUFGABEN:

MONTAG

DIENSTAG

MITTWOCH

NICHT VERGESSEN:

DONNERSTAG

FREITAG

NÄCHSTE WOCHE:

SAMSTAG

SONNTAG

WOCHENPLAN

KW:

WOCHENZIEL:

WOCHENAUFGABEN:

MONTAG

DIENSTAG

MITTWOCH

NICHT VERGESSEN:

DONNERSTAG

FREITAG

NÄCHSTE WOCHE:

SAMSTAG

SONNTAG

WOCHENPLAN

KW:

WOCHENZIEL:

WOCHENAUFGABEN:

MONTAG

DIENSTAG

MITTWOCH

NICHT VERGESSEN:

DONNERSTAG

FREITAG

NÄCHSTE WOCHE:

SAMSTAG

SONNTAG

WOCHENPLAN

KW:

WOCHENZIEL:

WOCHENAUFGABEN:

MONTAG

DIENSTAG

MITTWOCH

NICHT VERGESSEN:

DONNERSTAG

FREITAG

NÄCHSTE WOCHE:

SAMSTAG

SONNTAG

WOCHENPLAN

KW:

WOCHENZIEL:

WOCHENAUFGABEN:

MONTAG

DIENSTAG

MITTWOCH

NICHT VERGESSEN:

DONNERSTAG

FREITAG

NÄCHSTE WOCHE:

SAMSTAG

SONNTAG

WOCHENPLAN

KW:

WOCHENZIEL:

WOCHENAUFGABEN:

MONTAG

DIENSTAG

MITTWOCH

NICHT VERGESSEN:

DONNERSTAG

FREITAG

NÄCHSTE WOCHE:

SAMSTAG

SONNTAG

WOCHENPLAN

KW:

WOCHENZIEL:

WOCHENAUFGABEN:

MONTAG

DIENSTAG

MITTWOCH

NICHT VERGESSEN:

DONNERSTAG

FREITAG

SAMSTAG

NÄCHSTE WOCHE:

SONNTAG

WOCHENPLAN

KW:

WOCHENZIEL:

WOCHENAUFGABEN:

MONTAG

DIENSTAG

MITTWOCH

NICHT VERGESSEN:

DONNERSTAG

FREITAG

NÄCHSTE WOCHE:

SAMSTAG

SONNTAG

WOCHENPLAN

KW:

WOCHENZIEL:

WOCHENAUFGABEN:

MONTAG

DIENSTAG

MITTWOCH

NICHT VERGESSEN:

DONNERSTAG

FREITAG

NÄCHSTE WOCHE:

SAMSTAG

SONNTAG

WOCHENPLAN

KW:

WOCHENZIEL:

WOCHENAUFGABEN:

MONTAG

DIENSTAG

MITTWOCH

NICHT VERGESSEN:

DONNERSTAG

FREITAG

NÄCHSTE WOCHE:

SAMSTAG

SONNTAG

WOCHENPLAN

KW:

WOCHENZIEL:

WOCHENAUFGABEN:

MONTAG

DIENSTAG

MITTWOCH

NICHT VERGESSEN:

DONNERSTAG

FREITAG

NÄCHSTE WOCHE:

SAMSTAG

SONNTAG

WOCHENPLAN

KW:

WOCHENZIEL:

WOCHENAUFGABEN:

MONTAG

DIENSTAG

MITTWOCH

NICHT VERGESSEN:

DONNERSTAG

FREITAG

NÄCHSTE WOCHE:

SAMSTAG

SONNTAG

WOCHENPLAN

KW:

WOCHENZIEL:

WOCHENAUFGABEN:

MONTAG

DIENSTAG

MITTWOCH

NICHT VERGESSEN:

DONNERSTAG

FREITAG

NÄCHSTE WOCHE:

SAMSTAG

SONNTAG

WOCHENPLAN

KW:

WOCHENZIEL:

WOCHENAUFGABEN:

MONTAG

DIENSTAG

MITTWOCH

NICHT VERGESSEN:

DONNERSTAG

FREITAG

NÄCHSTE WOCHE:

SAMSTAG

SONNTAG

WOCHENPLAN

KW:

WOCHENZIEL:

WOCHENAUFGABEN:

MONTAG

DIENSTAG

MITTWOCH

NICHT VERGESSEN:

DONNERSTAG

FREITAG

NÄCHSTE WOCHE:

SAMSTAG

SONNTAG

WOCHENPLAN

KW:

WOCHENZIEL:

WOCHENAUFGABEN:

MONTAG

DIENSTAG

MITTWOCH

NICHT VERGESSEN:

DONNERSTAG

FREITAG

NÄCHSTE WOCHE:

SAMSTAG

SONNTAG

WOCHENPLAN

KW:

WOCHENZIEL:

WOCHENAUFGABEN:

MONTAG

DIENSTAG

MITTWOCH

NICHT VERGESSEN:

DONNERSTAG

FREITAG

NÄCHSTE WOCHE:

SAMSTAG

SONNTAG

WOCHENPLAN

KW:

WOCHENZIEL:

WOCHENAUFGABEN:

MONTAG

DIENSTAG

MITTWOCH

NICHT VERGESSEN:

DONNERSTAG

FREITAG

NÄCHSTE WOCHE:

SAMSTAG

SONNTAG

WOCHENPLAN

KW:

WOCHENZIEL:

WOCHENAUFGABEN:

MONTAG

DIENSTAG

MITTWOCH

NICHT VERGESSEN:

DONNERSTAG

FREITAG

SAMSTAG

NÄCHSTE WOCHE:

SONNTAG

WOCHENPLAN

KW:

WOCHENZIEL:

MONTAG

DIENSTAG

MITTWOCH

DONNERSTAG

FREITAG

SAMSTAG

SONNTAG

WOCHENAUFGABEN:

NICHT VERGESSEN:

NÄCHSTE WOCHE:

WOCHENPLAN

KW:

WOCHENZIEL:

MONTAG

DIENSTAG

MITTWOCH

DONNERSTAG

FREITAG

SAMSTAG

SONNTAG

WOCHENAUFGABEN:

NICHT VERGESSEN:

NÄCHSTE WOCHE:

WOCHENPLAN

KW:

WOCHENZIEL:

WOCHENAUFGABEN:

MONTAG

DIENSTAG

MITTWOCH

NICHT VERGESSEN:

DONNERSTAG

FREITAG

NÄCHSTE WOCHE:

SAMSTAG

SONNTAG

WOCHENPLAN

KW:

WOCHENZIEL:

MONTAG

DIENSTAG

MITTWOCH

DONNERSTAG

FREITAG

SAMSTAG

SONNTAG

WOCHENAUFGABEN:

NICHT VERGESSEN:

NÄCHSTE WOCHE:

WOCHENPLAN

KW:

WOCHENZIEL:

WOCHENAUFGABEN:

MONTAG

DIENSTAG

MITTWOCH

NICHT VERGESSEN:

DONNERSTAG

FREITAG

NÄCHSTE WOCHE:

SAMSTAG

SONNTAG

WOCHENPLAN

KW:

WOCHENZIEL:

WOCHENAUFGABEN:

MONTAG

DIENSTAG

MITTWOCH

NICHT VERGESSEN:

DONNERSTAG

FREITAG

NÄCHSTE WOCHE:

SAMSTAG

SONNTAG

WOCHENPLAN

KW:

WOCHENZIEL:

WOCHENAUFGABEN:

MONTAG

DIENSTAG

MITTWOCH

NICHT VERGESSEN:

DONNERSTAG

FREITAG

NÄCHSTE WOCHE:

SAMSTAG

SONNTAG

WOCHENPLAN

KW:

WOCHENZIEL:

WOCHENAUFGABEN:

MONTAG

DIENSTAG

MITTWOCH

NICHT VERGESSEN:

DONNERSTAG

FREITAG

NÄCHSTE WOCHE:

SAMSTAG

SONNTAG

WOCHENPLAN

KW:

WOCHENZIEL:

WOCHENAUFGABEN:

MONTAG

DIENSTAG

MITTWOCH

NICHT VERGESSEN:

DONNERSTAG

FREITAG

NÄCHSTE WOCHE:

SAMSTAG

SONNTAG

WOCHENPLAN

KW:

WOCHENZIEL:

WOCHENAUFGABEN:

MONTAG

DIENSTAG

MITTWOCH

NICHT VERGESSEN:

DONNERSTAG

FREITAG

NÄCHSTE WOCHE:

SAMSTAG

SONNTAG

WOCHENPLAN

KW:

WOCHENZIEL:

MONTAG

DIENSTAG

MITTWOCH

DONNERSTAG

FREITAG

SAMSTAG

SONNTAG

WOCHENAUFGABEN:

NICHT VERGESSEN:

NÄCHSTE WOCHE:

WOCHENPLAN

KW:

WOCHENZIEL:

WOCHENAUFGABEN:

MONTAG

DIENSTAG

MITTWOCH

NICHT VERGESSEN:

DONNERSTAG

FREITAG

SAMSTAG

NÄCHSTE WOCHE:

SONNTAG

WOCHENPLAN

KW:

WOCHENZIEL:

WOCHENAUFGABEN:

MONTAG

DIENSTAG

MITTWOCH

NICHT VERGESSEN:

DONNERSTAG

FREITAG

NÄCHSTE WOCHE:

SAMSTAG

SONNTAG

WOCHENPLAN

KW:

WOCHENZIEL:

WOCHENAUFGABEN:

MONTAG

DIENSTAG

MITTWOCH

NICHT VERGESSEN:

DONNERSTAG

FREITAG

SAMSTAG

NÄCHSTE WOCHE:

SONNTAG

WOCHENPLAN

KW:

WOCHENZIEL:

WOCHENAUFGABEN:

MONTAG

DIENSTAG

MITTWOCH

NICHT VERGESSEN:

DONNERSTAG

FREITAG

NÄCHSTE WOCHE:

SAMSTAG

SONNTAG

WOCHENPLAN

KW:

WOCHENZIEL:

WOCHENAUFGABEN:

MONTAG

DIENSTAG

MITTWOCH

NICHT VERGESSEN:

DONNERSTAG

FREITAG

NÄCHSTE WOCHE:

SAMSTAG

SONNTAG

WOCHENPLAN

KW:

WOCHENZIEL:

WOCHENAUFGABEN:

MONTAG

DIENSTAG

MITTWOCH

NICHT VERGESSEN:

DONNERSTAG

FREITAG

NÄCHSTE WOCHE:

SAMSTAG

SONNTAG

WOCHENPLAN

KW:

WOCHENZIEL:

WOCHENAUFGABEN:

MONTAG

DIENSTAG

MITTWOCH

NICHT VERGESSEN:

DONNERSTAG

FREITAG

NÄCHSTE WOCHE:

SAMSTAG

SONNTAG

WOCHENPLAN

KW:

WOCHENZIEL:

WOCHENAUFGABEN:

MONTAG

DIENSTAG

MITTWOCH

NICHT VERGESSEN:

DONNERSTAG

FREITAG

NÄCHSTE WOCHE:

SAMSTAG

SONNTAG

WOCHENPLAN

KW:

WOCHENZIEL:

WOCHENAUFGABEN:

MONTAG

DIENSTAG

MITTWOCH

NICHT VERGESSEN:

DONNERSTAG

FREITAG

NÄCHSTE WOCHE:

SAMSTAG

SONNTAG

WOCHENPLAN

KW:

WOCHENZIEL:

WOCHENAUFGABEN:

MONTAG

DIENSTAG

MITTWOCH

NICHT VERGESSEN:

DONNERSTAG

FREITAG

NÄCHSTE WOCHE:

SAMSTAG

SONNTAG

WOCHENPLAN

KW:

WOCHENZIEL:

WOCHENAUFGABEN:

MONTAG

DIENSTAG

MITTWOCH

NICHT VERGESSEN:

DONNERSTAG

FREITAG

NÄCHSTE WOCHE:

SAMSTAG

SONNTAG

WOCHENPLAN

KW:

WOCHENZIEL:

WOCHENAUFGABEN:

MONTAG

DIENSTAG

MITTWOCH

NICHT VERGESSEN:

DONNERSTAG

FREITAG

NÄCHSTE WOCHE:

SAMSTAG

SONNTAG

WOCHENPLAN

KW:

WOCHENZIEL:

WOCHENAUFGABEN:

MONTAG

DIENSTAG

MITTWOCH

NICHT VERGESSEN:

DONNERSTAG

FREITAG

NÄCHSTE WOCHE:

SAMSTAG

SONNTAG

WOCHENPLAN

KW:

WOCHENZIEL:

WOCHENAUFGABEN:

MONTAG

DIENSTAG

MITTWOCH

NICHT VERGESSEN:

DONNERSTAG

FREITAG

NÄCHSTE WOCHE:

SAMSTAG

SONNTAG

WOCHENPLAN

KW:

WOCHENZIEL:

WOCHENAUFGABEN:

MONTAG

DIENSTAG

MITTWOCH

NICHT VERGESSEN:

DONNERSTAG

FREITAG

NÄCHSTE WOCHE:

SAMSTAG

SONNTAG

WOCHENPLAN

KW:

WOCHENZIEL:

MONTAG

DIENSTAG

MITTWOCH

DONNERSTAG

FREITAG

SAMSTAG

SONNTAG

WOCHENAUFGABEN:

NICHT VERGESSEN:

NÄCHSTE WOCHE:

WOCHENPLAN

KW:

WOCHENZIEL:

WOCHENAUFGABEN:

MONTAG

DIENSTAG

MITTWOCH

NICHT VERGESSEN:

DONNERSTAG

FREITAG

NÄCHSTE WOCHE:

SAMSTAG

SONNTAG